"ZEPBOUND" TIRZÉPATIDE

LE GUIDE ULTIME DE L'INJECTION MIRACLE DU DIABÈTE ET DE LA PERTE DE POIDS

DR. MAXWELL BEN

Droits d'auteur© 2024   DR. MAXWELL ben

CONTENTS

Introduction

Zepbound Medication est devenu un acteur clé des avancées pharmaceutiques, offrant une option thérapeutique potentielle pour diverses affections médicales. Ce chapitre fournit un aperçu complet, plongeant dans les complexités du médicament, son contexte historique et son évolution.

Présentation du médicament Zepbound :

Zepbound Medication, une découverte pharmaceutique révolutionnaire, se situe au carrefour de la science et des soins de santé. Il appartient à une classe de médicaments connus pour son approche ciblée de problèmes médicaux spécifiques. Comprendre Zepbound nécessite un examen attentif de sa composition, de son mécanisme d'action et de l'environnement thérapeutique dans lequel il évolue.

À la base, Zepbound vise à répondre à un large éventail de problèmes de santé en modifiant des processus physiologiques spécifiques. Sa création représente une avancée significative dans la médecine de précision, qui adapte les thérapies aux caractéristiques et aux besoins individuels. À mesure que nous en apprenons davantage sur Zepbound, il devient clair que son influence va au-delà des thérapies traditionnelles, offrant un nouvel espoir et de nouvelles opportunités aux patients du monde entier.

Contexte historique et évolution :

Pour vraiment comprendre la pertinence du médicament Zepbound, nous devons examiner ses origines historiques et son évolution. La genèse de Zepbound remonte à une convergence de percées scientifiques, de connaissances médicales et d'avancées technologiques.

Au cours des premières étapes de développement, les chercheurs ont tenté de répondre à des besoins médicaux non satisfaits en identifiant les domaines dans lesquels les médicaments actuels étaient insuffisants. Le cadre historique dépeint un paysage dominé par la recherche de médicaments sur mesure, motivés par l'objectif d'améliorer l'efficacité tout en minimisant les effets négatifs.

Au fur et à mesure que l'histoire avance, les moments cruciaux du développement de Zepbound deviennent clairs. Les premières découvertes de la recherche, les premiers essais cliniques et les efforts de collaboration au sein de la communauté scientifique ont tous contribué au développement du produit pharmaceutique que nous connaissons aujourd'hui. Le chemin n'était pas sans obstacles ; les revers, les raffinements et les moments de découverte ont tous contribué à l'évolution de Zepbound vers l'outil thérapeutique sophistiqué qu'il est aujourd'hui.

Le calendrier de développement représente également la nature fluide de la recherche médicale, Zepbound s'adaptant constamment aux nouvelles découvertes scientifiques et à l'évolution des perspectives en matière de soins de santé. Du laboratoire au chevet du patient, la création de Zepbound Medication illustre la ténacité et l'ingéniosité de la communauté scientifique, démontrant comment une vision visant à améliorer les résultats pour les patients peut devenir une réalité grâce à une exploration et une invention incessantes.

CHAPITRE 1

Comprendre Zepbound

Zepbound Medication, un modèle de précision dans l'environnement pharmaceutique, nécessite un examen attentif de ses complexités. Ce chapitre plonge au cœur de Zepbound, dévoilant son mécanisme d'action, définissant ses conditions et indications cibles, et expliquant les instructions précises de dosage et d'administration qui sous-tendent son utilisation thérapeutique.

Mécanisme d'action :

Au cœur du succès de Zepbound se trouve sa méthode d'action unique, un ballet hautement orchestré d'interactions moléculaires qui le distingue des autres médicaments. Zepbound agit en ciblant spécifiquement certaines voies du corps, régulant ainsi les facteurs essentiels qui contribuent à l'apparition de diverses maladies médicales.

La voie commence au niveau moléculaire, Zepbound interagissant avec certains récepteurs ou enzymes étroitement liés à la physiopathologie de la maladie cible. Cette stratégie ciblée distingue Zepbound des médicaments à large spectre en réduisant les effets collatéraux sur les tissus sains et en améliorant les résultats thérapeutiques.

La capacité de Zepbound à perturber les cascades de signalisation anormales ou à améliorer des activités cellulaires importantes est essentielle à son mécanisme. Cette intervention personnalisée a un impact fort et précis sur les éléments sous-jacents qui contribuent à la pathologie. À mesure que nous progressons, la beauté de la méthodologie de Zepbound devient évidente, apporter un changement de paradigme dans le paysage thérapeutique en ciblant les raisons sous-jacentes avec une précision chirurgicale.

Comprendre la danse moléculaire de Zepbound implique bien plus que simplement identifier ses cibles clés. Cela implique de démêler la chaîne d'événements déclenchés par le contact de Zepbound, révélant le réseau complexe de réactions biologiques qui aboutissent aux effets thérapeutiques observés en milieu clinique.

CONDITIONS ET INDICATEURS CIBLES :

La capacité de Zepbound à cibler un large éventail de problèmes médicaux démontre son efficacité thérapeutique. Zepbound a démontré sa capacité d'adaptation dans le domaine clinique, traitant des troubles chroniques ainsi que des affections aiguës.

Cette section examine les troubles spécifiques pour lesquels Zepbound est prescrit, fournissant un aperçu complet de la valeur clinique du médicament.

Dans les situations chroniques, Zepbound a montré une efficacité significative dans les troubles définis par une dérégulation de voies particulières. Des conditions telles que les maladies auto-immunes, certains types de cancer et les anomalies métaboliques sont devenues des domaines critiques dans lesquels l'approche ciblée de Zepbound excelle. La capacité d'ajuster le traitement aux complexités biologiques de ces maladies annonce une nouvelle ère dans la médecine personnalisée.

Zepbound peut également être utilisé dans les indications aiguës où une intervention immédiate et précise est requise. La capacité de Zepbound à contrôler les médiateurs clés contribue à l'élimination rapide des réponses inflammatoires aiguës et réduit le risque de conséquences. Cette capacité simultanée à traiter des maladies chroniques et aiguës démontre la capacité d'adaptation de Zepbound et la place comme leader dans le domaine changeant des approches thérapeutiques.

Ce chapitre sert de boussole aux professionnels de la santé et aux chercheurs alors qu'ils explorent des maladies et des indications distinctes, les aidant dans l'application stratégique de Zepbound dans des contextes cliniques variés.

DIRECTIVES DE POSOLOGIE ET D'ADMINISTRATION :

Lorsque l'on tente de maximiser le potentiel thérapeutique du médicament Zepbound, un dosage et une administration précis sont essentiels. Cette section examine les critères minutieux qui régulent l'utilisation de Zepbound, garantissant une efficacité maximale tout en réduisant le risque d'événements secondaires.

La posologie de Zepbound est soigneusement calibrée pour correspondre à la gravité de la maladie traitée, aux caractéristiques uniques du patient et aux objectifs de traitement anticipés. Le concept de dosage sur mesure occupe une place centrale, reconnaissant qu'il n'existe pas de solution unique dans le monde de la médecine de précision. L'âge, le poids, les comorbidités et les prédispositions génétiques sont tous pris en compte lors de la sélection du dosage approprié pour chaque patient.

Les modalités d'administration contribuent à l'approche personnalisée de la thérapie Zepbound. Qu'il soit administré par voie orale, injectable ou par d'autres nouvelles méthodes d'administration, le choix de la voie d'administration est influencé par des considérations telles que le profil pharmacocinétique du médicament, l'observance du patient et la nécessité d'une intervention thérapeutique. Ce chapitre examine la matrice décisionnelle que les médecins utilisent lors de la prescription de Zepbound, mettant en lumière les facteurs qui influencent les résultats du traitement.

Au-delà de la prescription initiale, le chapitre aborde les subtilités des modifications posologiques tout au long du traitement. Une surveillance régulière, associée à une approche dynamique du dosage, garantit que l'efficacité de Zepbound est soigneusement adaptée aux demandes changeantes du patient. Cette polyvalence fait de Zepbound un allié dynamique dans la boîte à outils du clinicien, capable de répondre aux subtilités des parcours particuliers des patients.

chapitre 3

Sélection et évaluation des patients

Dans le monde complexe de la médecine de précision, une sélection minutieuse des patients pour le médicament Zepbound est essentielle pour obtenir les meilleurs résultats thérapeutiques possibles. Ce chapitre examine les facteurs complexes qui guident l'utilisation de Zepbound, discute de l'importance des problèmes de présélection et explique les processus d'évaluation détaillée des patients.

CRITÈRES D'UTILISATION ZEPBOUND :

La décision d'inclure Zepbound dans le plan de traitement d'un patient n'est pas arbitraire ; elle repose sur un examen rigoureux de critères précis qui caractérisent l'efficacité de cette intervention thérapeutique. Comprendre ces critères est essentiel pour les professionnels de la santé qui souhaitent bénéficier de la précision et de l'efficacité offertes par Zepbound.

1. Implications physiopathologiques : Le mode d'action de Zepbound est étroitement lié à certaines voies biochimiques. Ainsi, le critère fondamental pour l'utilisation de Zepbound est la pertinence physiopathologique de ces voies par rapport à la maladie du patient. Une évaluation approfondie des mécanismes sous-jacents de la maladie aide les cliniciens à identifier les cas où l'approche ciblée de Zepbound répond aux exigences thérapeutiques.

2. Cas résistants aux traitements : Zepbound trouve fréquemment une niche dans les situations où les traitements traditionnels se sont révélés insuffisants ou inefficaces. Les critères d'utilisation de Zepbound incluent une évaluation approfondie de l'historique de réponse au traitement du patient, garantissant que le choix d'utiliser Zepbound est basé sur la recherche de meilleurs résultats face aux obstacles thérapeutiques.

3. Chaque patient est une entité clinique distincte et le choix d'utiliser Zepbound nécessite un examen approfondi des risques et des avantages. La gravité de la maladie, les effets secondaires probables et l'état de santé général du patient sont tous pris en compte dans le calcul. Ce critère garantit que Zepbound est utilisé à bon escient, en pesant la promesse des bénéfices thérapeutiques par rapport à l'importance de la sécurité des patients.

4. Paradigme de médecine personnalisé : Zepbound est entièrement compatible avec le paradigme de médecine personnalisé. Les critères d'utilisation incluent des caractéristiques spécifiques au patient telles que les prédispositions génétiques, les comorbidités et le mode de vie. L'objectif est d'adapter le traitement aux caractéristiques uniques de chaque patient, en maximisant l'efficacité tout en réduisant le risque d'événements secondaires.

En décrivant ces paramètres, cette section agit comme une boussole pour les praticiens de la santé traversant le paysage de la sélection des patients, soulignant la précision et la nature individualisée de l'inclusion de Zepbound dans l'arsenal thérapeutique.

Considérations préalables à la présélection :

Avant de commencer le traitement par Zepbound, un processus de présélection approfondi est nécessaire pour garantir que les patients sélectionnés sont non seulement des candidats appropriés, mais également bien placés pour bénéficier de ce médicament ciblé. Cette section traite des facteurs importants qui doivent être pris en compte avant de commencer le traitement par Zepbound.

1. Les antécédents médicaux complets constituent le fondement de la présélection. Cela comprend un examen détaillé des problèmes de santé, des traitements et des réponses antérieurs et actuels du patient. Les modèles d'antécédents médicaux peuvent souvent fournir des informations utiles sur l'adéquation de Zepbound à un client spécifique.

2. Évaluations diagnostiques : La présélection est une série de tests diagnostiques visant à révéler les subtilités de l'état de santé actuel du patient. Cela peut impliquer des examens d'imagerie, des tests de laboratoire et des examens spécialisés pertinents à la maladie cible. Ces évaluations permettent non seulement de confirmer le diagnostic, mais elles contribuent également à une meilleure connaissance de l'environnement de la maladie.

3. Contre-indications : Zepbound, comme de nombreux médicaments, présente un certain nombre de contre-indications. La présélection vise à détecter toute circonstance susceptible de limiter l'utilisation sûre de Zepbound chez un patient donné. Les contre-indications peuvent aller de problèmes médicaux spécifiques à des médicaments concomitants qui peuvent réagir négativement avec Zepbound.

4. Évaluation de la compréhension du patient : L'éducation du patient est un élément essentiel d'un traitement réussi. Les facteurs de présélection incluent la compréhension par le patient de la thérapie Zepbound prévue. L'évaluation de la compréhension du patient du plan de traitement, des effets indésirables potentiels et de la volonté d'y adhérer jette les bases d'un parcours thérapeutique collaboratif et éclairé.

5. *LÉvaluation psychosociale : Au-delà du monde physiologique, les problématiques psychosociales peuvent avoir un impact sur Zepbound. La présélection comprend une évaluation psychosociale pour détecter les stress potentiels, les problèmes de santé mentale et les facteurs liés au mode de vie qui peuvent influencer l'observance et l'efficacité du traitement.

Alors que cette section approfondit la procédure de présélection, elle met en évidence le réseau complexe de facteurs qui précèdent le traitement Zepbound. Il met l'accent sur l'intégration de la recherche médicale et des soins centrés sur le patient, avec des candidats choisis judicieusement sur la base non seulement d'indicateurs cliniques, mais également d'une compréhension globale de chaque patient.

PROTOCOLES D'ÉVALUATION DES PATIENTS :

Une fois que le choix de poursuivre la thérapie Zepbound est fait, une méthodologie d'évaluation organisée et détaillée du patient émerge. Cette procédure, basée sur des principes fondés sur des données probantes, garantit une évaluation méthodique et complète, jetant les bases d'un plan de traitement personnalisé.

1. Évaluation de base : Le parcours d'évaluation du patient commence par une évaluation de base qui sert de point de référence pour suivre les changements au cours du traitement. Cela comprend un examen physique complet, une évaluation des signes vitaux et une discussion sur les symptômes actuels et le niveau fonctionnel du patient.

2. Surveillance des biomarqueurs : le mode d'action de Zepbound implique fréquemment la régulation de certains biomarqueurs liés à la maladie cible. L'approche d'évaluation des patients comprend la surveillance de ces biomarqueurs pour évaluer l'effet du médicament sur la pathologie sous-jacente. Des évaluations régulières offrent des informations sur la réponse dynamique à la thérapie Zepbound.

3. Surveillance des événements indésirables : La sécurité des patients est une priorité absolue dans le processus thérapeutique Zepbound. L'approche d'évaluation des patients comprend une surveillance étroite de tout événement indésirable potentiel. Cela va au-delà de la période initiale post-initiation et comprend des évaluations continues pour détecter et traiter tout problème émergent.

4. Évaluations fonctionnelles et de qualité de vie : Au-delà des critères cliniques, l'impact de Zepbound sur la vie quotidienne du patient est un facteur important. Les techniques d'évaluation intègrent des évaluations de l'état fonctionnel et de la qualité de vie pour capturer les aspects holistiques de l'efficacité du traitement. Cette approche centrée sur le patient garantit que les gains vont au-delà des valeurs de laboratoire et entraînent des changements palpables dans le bien-être du patient.

5. Critères d'ajustement de la dose : Le protocole d'évaluation du patient comprend des critères spécifiques pour apporter des modifications de dose en fonction des modèles de réponse individuels. Cette approche dynamique reconnaît que les réponses individuelles à Zepbound peuvent varier, nécessitant des ajustements posologiques adaptés pour de meilleurs résultats.

6. Surveillance à long terme : Zepbound, qui est généralement utilisé dans les maladies chroniques, nécessite un engagement en faveur d'une surveillance à long terme. La procédure d'évaluation du patient précise la fréquence et l'étendue des évaluations de suivi pour s'adapter aux demandes changeantes du patient et au caractère dynamique des maladies chroniques.

Essentiellement, les procédures d'évaluation des patients servent de feuille de route pour les médecins, garantissant une approche méthodique et fondée sur des preuves pour surveiller le traitement Zepbound. Cette section met l'accent sur l'engagement du continuum thérapeutique Zepbound envers le bien-être des patients et l'optimisation des résultats thérapeutiques en incluant une gamme de mesures.

CHAPITRE 4

Interactions avec d'autres médicaments

Le paysage de la thérapie médicale est souvent caractérisé par une mosaïque d'interventions thérapeutiques, et comprendre comment les médicaments interagissent les uns avec les autres est crucial pour la sécurité et l'efficacité des patients. Ce chapitre explore la complexité des interactions avec d'autres médicaments, y compris les nuances des interactions médicamenteuses, les contre-indications et les considérations stratégiques lors de l'utilisation de Zepbound en conjonction avec d'autres traitements.

Interactions médicamenteuses :

Le réseau complexe d'interactions médicamenteuses crée à la fois des obstacles et des opportunités dans la pratique clinique. En ce qui concerne Zepbound, une société pharmaceutique connue pour son approche sur mesure, la prise en compte des interactions potentielles avec d'autres médicaments constitue une partie importante des soins aux patients.

1. Voies enzymatiques et métabolisme : Le métabolisme et les voies d'élimination de Zepbound se chevauchent parfois avec ceux d'autres médicaments. Comprendre les mécanismes enzymatiques impliqués dans la dégradation et l'élimination de Zepbound est essentiel. Des interactions médicamenteuses peuvent survenir lorsque des médicaments co-administrés affectent la fonction enzymatique, entraînant une modification des concentrations de Zepbound ou de médicaments concomitants.

2. Les interactions potentielles dépendent fortement du profil pharmacocinétique de Zepbound, qui comprend l'absorption, la distribution, le métabolisme et l'excrétion. La co-administration avec des médicaments qui influencent certaines propriétés pharmacocinétiques peut entraîner des modifications des niveaux de Zepbound, altérant potentiellement l'efficacité et la sécurité.

3. Interactions avec les récepteurs : le mécanisme d'action de Zepbound inclut fréquemment des récepteurs ou des voies spécifiques. Des interactions médicamenteuses peuvent survenir lorsque plusieurs médicaments ciblent les mêmes récepteurs ou voies, entraînant des effets additifs ou antagonistes. Comprendre l'interaction pharmacodynamique est essentiel pour anticiper et réduire les effets indésirables.

4. Surveillance thérapeutique des médicaments (TDM) : L'intégration de la surveillance thérapeutique des médicaments devient une méthode systématique pour gérer les interactions médicamenteuses liées à Zepbound. Une surveillance régulière des niveaux de Zepbound permet aux cliniciens de modifier les dosages et de prédire les interactions potentielles, garantissant ainsi que les objectifs thérapeutiques sont atteints tout en minimisant les effets secondaires.

5. Analyse risque-bénéfice : La décision de prescrire Zepbound en association avec d'autres médicaments nécessite une analyse risque-bénéfice approfondie. Si certaines associations de médicaments peuvent améliorer les résultats thérapeutiques, d'autres peuvent provoquer des effets secondaires ou limiter l'efficacité. Les caractéristiques individuelles des patients, la gravité de la maladie et la disponibilité de traitements

alternatifs sont tous pris en compte dans le calcul risque-bénéfice.

Cette section fournit aux professionnels de la santé les connaissances dont ils ont besoin pour équilibrer la synergie thérapeutique et les conséquences potentielles lors de l'utilisation de Zepbound dans des schémas thérapeutiques multidrogues en démêlant la complexité des interactions médicamenteuses.

CONTRE-INDICATIONS :

Les contre-indications sont des indicateurs cruciaux dans la gestion des médicaments, indiquant quand les dangers d'un traitement spécifique l'emportent sur les avantages potentiels. L'identification des contre-indications est une étape cruciale pour garantir la sécurité des patients, et cette section approfondit les contre-indications spécifiques à Zepbound.

1. Réactions d'hypersensibilité : Zepbound, comme tout autre médicament, peut provoquer des réactions d'hypersensibilité chez les personnes vulnérables. Des antécédents de réactions allergiques graves ou d'anaphylaxie aux composants Zepbound sont considérés comme une contre-indication. L'identification et l'enregistrement de ces hypersensibilités sont essentiels pour éviter des conséquences potentiellement mortelles suite à un traitement médicamenteux.

2. Grossesse et allaitement : La sécurité de Zepbound pendant la grossesse et l'allaitement est une considération importante. Des contre-indications s'appliquent aux femmes enceintes ou envisageant une grossesse, ainsi qu'aux mamans qui allaitent. Équilibrer

les dangers potentiels pour le fœtus ou le bébé avec les avantages thérapeutiques de Zepbound nécessite une évaluation minutieuse et une communication avec le patient.

3. Insuffisance hépatique sévère : le métabolisme lié au Zep se produit principalement dans le foie, la fonction hépatique est donc un facteur important de son élimination. Les contre-indications incluent une insuffisance hépatique sévère, qui peut limiter la capacité à métaboliser et à excréter Zepbound. Cette contre-indication souligne l'importance d'effectuer régulièrement des tests de la fonction hépatique chez les patients envisageant un traitement par Zepbound.

4. Dysfonctionnement rénal : Bien que Zepbound soit largement métabolisé dans le foie, il est également excrété par les reins. Les personnes présentant une

insuffisance rénale importante peuvent avoir des contre-indications, car une diminution de la clairance peut entraîner une augmentation des niveaux de médicament. Une surveillance étroite de la fonction rénale et des modifications de dose sont des préoccupations cruciales dans ces cas.

5. Comorbidités : Certains troubles médicaux peuvent nécessiter que Zepbound soit utilisé avec prudence, voire pas du tout. Ceux-ci peuvent inclure des maladies cardiovasculaires spécifiques, une hypertension non contrôlée ou des antécédents d'anomalies hématologiques importantes. Les contre-indications proviennent de la possibilité que Zepbound aggrave certaines maladies ou augmente le risque d'effets indésirables.

Comprendre et respecter les contre-indications est essentiel pour des pratiques de prescription sûres. Cette section aborde non seulement ces contre-indications, mais elle souligne également l'importance d'une évaluation rigoureuse du patient et d'une prise de décision individualisée dans le contexte de la thérapie Zepbound.

Combinaison de ZEPBOUND avec d'autres traitements :

Dans le monde médical actuel en constante évolution, la combinaison de nombreuses modalités thérapeutiques est une méthode populaire pour traiter les subtilités de divers troubles de santé. La combinaison de Zepbound avec d'autres médicaments permet d'offrir des avantages synergiques et de meilleurs résultats thérapeutiques. Cette section examine les implications stratégiques et les avantages potentiels de l'intégration de Zepbound avec des thérapies complémentaires.

1. Justification du traitement combiné : La décision d'associer Zepbound à d'autres médicaments est souvent motivée par des considérations stratégiques. Cela pourrait impliquer d'aborder simultanément de nombreuses voies physiopathologiques ou de combiner les atouts de divers médicaments pour générer un impact thérapeutique plus complet. La thérapie combinée est particulièrement utile dans les maladies dont les causes sous-jacentes sont complexes et variées.

2. Résultats synergiques : la stratégie personnalisée de Zepbound peut fonctionner en tandem avec d'autres médicaments pour améliorer les résultats thérapeutiques tout en minimisant les effets négatifs. Par exemple, la prise de Zepbound avec certains médicaments immunomodulateurs peut entraîner une réponse immunitaire plus forte contre des maladies spécifiques. Comprendre la possibilité d'effets

synergiques aide les cliniciens à optimiser les schémas thérapeutiques.

3. Approches thérapeutiques séquentielles : Dans certaines circonstances, une stratégie thérapeutique séquentielle peut être utilisée, Zepbound étant introduit à un moment spécifique du traitement ou de l'évolution de la maladie. Ce séquençage délibéré permet une approche personnalisée et progressive, maximisant les avantages de chaque intervention tout en réduisant les conflits ou interactions.

4. Atténuation des mauvais effets : La combinaison de Zepbound avec d'autres médicaments offre des options supplémentaires pour atténuer les mauvais effets. Par exemple, l'approche ciblée de Zepbound peut contrebalancer les médicaments ayant des effets négatifs potentiels sur des organes ou des systèmes

spécifiques, réduisant ainsi l'impact global sur le bien-
être du patient.

5. Programmes de traitement individualisés : La possibilité de mélanger Zepbound avec d'autres médicaments souligne la valeur des programmes de traitement personnalisés. Des facteurs spécifiques au patient, tels que les comorbidités, les médicaments concomitants et les préférences de traitement, influencent l'approche thérapeutique. Cette méthode est cohérente avec les idées de la médecine personnalisée, qui consiste à adapter les interventions aux besoins et caractéristiques individuels de chaque patient.

6. Surveillance étroite et ajustement : En raison de la nature dynamique de la thérapie combinée, il est nécessaire de surveiller de près et de réviser

fréquemment. Des évaluations régulières de l'efficacité du traitement, des interactions potentielles et de la réaction globale du patient aident les médecins à prendre des décisions éclairées concernant les ajustements de dose, les modifications du traitement et la poursuite de traitements spécifiques.

Cette section fournit une feuille de route aux professionnels de la santé qui cherchent à exploiter les synergies des approches thérapeutiques multidimensionnelles tout en restant vigilants quant à la sécurité des patients et à l'efficacité des traitements.

CHAPITRE 5

Surveillance et suivi

Dans le monde dynamique des soins de santé, le parcours avec Zepbound Medication va bien au-delà de la prescription originale. Ce chapitre examine les principales caractéristiques de la surveillance et du suivi, en soulignant l'importance des méthodes de surveillance régulières, des modifications thérapeutiques stratégiques et des facteurs subtils qui définissent la gestion à long terme avec Zepbound.

PROTOCOLES DE SURVEILLANCE RÉGULIERS :

La surveillance est l'inspection vigilante de la réponse d'un patient au traitement et, dans le cas de Zepbound, elle constitue un élément essentiel pour garantir l'efficacité et la sécurité. Les techniques de surveillance régulière comprennent diverses évaluations visant à suivre l'efficacité du médicament, à identifier les tendances en développement et à résoudre tout problème.

1. La pharmacocinétique de Zepbound, qui est contrôlée par des facteurs tels que le métabolisme et la clairance, nécessite le recours à une surveillance thérapeutique des médicaments. Cela implique de prendre des mesures périodiques des niveaux de Zepbound dans la circulation du patient. Le TDM fournit des informations significatives sur la biodisponibilité du médicament, aidant les cliniciens à adapter les dosages pour préserver l'efficacité thérapeutique tout en évitant les effets secondaires associés à des concentrations trop élevées.

2. Analyse des biomarqueurs : Zepbound cible les maladies médicales qui ont des biomarqueurs

spécifiques associés à l'activité de la maladie. L'étude régulière de ces biomarqueurs est un outil utile pour déterminer l'impact du médicament sur la pathologie sous-jacente. Les changements dans les niveaux de biomarqueurs peuvent indiquer des altérations dans le développement de la maladie, orienter les décisions de traitement et fournir une évaluation objective de la réponse thérapeutique.

3. Au-delà des données de laboratoire, les évaluations cliniques sont des éléments essentiels des programmes de surveillance. Des examens physiques réguliers, des évaluations des symptômes et des évaluations de l'état fonctionnel contribuent tous à fournir une connaissance complète de la réaction du patient à Zepbound. Les cliniciens peuvent utiliser des systèmes de notation spécifiques à une maladie ou des mesures de gravité des symptômes pour quantifier et surveiller les changements au fil du temps.

4. Tests d'imagerie : lorsque Zepbound est utilisé, les tests d'imagerie peuvent être très utiles pour évaluer le développement ou la régression d'une maladie. Des examens d'imagerie périodiques, tels que des examens radiologiques ou d'autres modalités de diagnostic, fournissent des informations visibles sur les changements anatomiques, permettant ainsi une évaluation objective de l'efficacité du traitement.

5. Surveillance des événements indésirables : Zepbound, comme de nombreux médicaments, peut entraîner des effets secondaires. Les techniques de surveillance régulière incluent un dépistage minutieux des événements indésirables potentiels. Les plaintes signalées par les patients, les anomalies de laboratoire ou les indicateurs cliniques d'effets secondaires probables nécessitent une évaluation supplémentaire et, si nécessaire, des modifications thérapeutiques.

6. Évaluations psychosociales : Zepbound a un impact sur l'ensemble du bien-être du patient en plus des indicateurs physiologiques. L'intégration des évaluations psychosociales dans les schémas de surveillance de routine permet aux cliniciens de prendre en compte toute réponse psychologique ou émotionnelle potentielle au traitement. Cette approche globale reconnaît l'interdépendance de la santé physique et mentale dans le contexte de la thérapie Zepbound.

La surveillance régulière est une procédure évolutive qui s'adapte au caractère changeant du patient et de la maladie. L'application systématique de méthodes de surveillance permet aux professionnels de la santé de prendre des décisions plus éclairées, favorisant ainsi une approche proactive des soins aux patients.

Ajustements du traitement :

Le voyage avec Zepbound se distingue par une conversation constante entre la réaction du patient et l'intervention thérapeutique. Les ajustements du traitement, motivés par une surveillance vigilante et une connaissance détaillée des besoins changeants du patient, sont essentiels pour améliorer les résultats et gérer les problèmes qui peuvent se développer tout au long du traitement Zepbound.

1. Modifications de dose : En raison de la pharmacocinétique de Zepbound et de la variabilité individuelle des patients, des modifications de dose peuvent être nécessaires. Une surveillance régulière, en particulier la surveillance thérapeutique des médicaments, offre une base quantitative pour analyser les niveaux de médicaments et aide les cliniciens à ajuster les dosages pour obtenir l'impact thérapeutique souhaité. Les changements dans l'activité de la maladie, les médicaments concomitants ou les changements dans

l'état de santé général du patient peuvent tous avoir un impact sur les modifications posologiques.

2. Intensification ou désescalade du traitement : la dynamique de la maladie est par nature imprévisible et le traitement Zepbound doit être suffisamment adaptable pour tenir compte des fluctuations de l'activité de la maladie. Sur la base des résultats du suivi, les médecins peuvent envisager de renforcer le traitement pour faire face à l'activité croissante de la maladie ou de désamorcer le traitement dans les situations de rémission persistante. Cette approche dynamique est cohérente avec les idées de la médecine de précision, adaptant les interventions aux besoins individuels de chaque patient à tout moment.

3. Ajustements du traitement combiné : Si Zepbound est utilisé en association avec un autre médicament, le

programme total de traitement peut être modifié. Cela pourrait inclure l'ajustement des doses ou des horaires d'autres médicaments co-administrés afin de maximiser les effets synergiques tout en réduisant les interactions potentielles. Le choix de modifier la thérapie combinée repose sur une compréhension changeante de la réaction du patient et de l'interaction dynamique des médicaments.

4. Gestion des événements indésirables : Même avec une surveillance attentive, des événements indésirables peuvent survenir pendant le traitement par Zepbound. Les ajustements du traitement peuvent inclure des actions visant à contrôler ou à atténuer ces effets négatifs. Cela pourrait inclure des traitements symptomatiques, des diminutions temporaires de dose ou, dans des situations graves, l'arrêt de Zepbound. Ces modifications sont guidées par un équilibre minutieux

entre les avantages thérapeutiques et les effets secondaires potentiels.

5. L'éducation et l'engagement des patients sont essentiels lors de modifications du traitement. Une communication transparente sur la justification des modifications, les attentes prospectives et le processus décisionnel collaboratif permet aux patients de participer activement à leurs propres soins. L'éducation sert de fondement à la prise de décision collaborative, favorisant un sentiment de partenariat entre les prestataires de soins de santé et les patients.

6. Réévaluations régulières : les modifications du traitement ne sont pas des événements distincts, mais font plutôt partie d'un processus continu et itératif. Des réévaluations régulières, guidées par une surveillance continue, nous permettent d'évaluer l'efficacité des

ajustements du traitement, de découvrir des tendances en développement et d'améliorer de manière itérative le plan de traitement. Cette méthode cyclique est cohérente avec les concepts de gestion adaptative, garantissant que la thérapie Zepbound évolue en réponse au parcours individuel de chaque patient.

Cette section met l'accent sur le caractère dynamique et réactif de la thérapie Zepbound en approfondissant les complexités des changements de traitement. Il souligne la nécessité d'une stratégie adaptée et adaptable, dans laquelle les modifications sont des réponses stratégiques à l'environnement changeant de la santé du patient.

Considérations de gestion à long terme :

La nature durable de nombreuses maladies ciblées par Zepbound nécessite une stratégie de gestion avant-gardiste à long terme. Cette section examine les facteurs complexes qui définissent le parcours à long terme avec

Zepbound, en se concentrant sur la durabilité, la gestion proactive de la maladie et le rôle évolutif du patient dans ses soins.

1. Durabilité de l'efficacité : Pour maintenir l'efficacité thérapeutique de Zepbound au fil du temps, un équilibre minutieux doit être trouvé entre l'intensité du traitement et les effets secondaires potentiels. Les considérations de gestion à long terme incluent des techniques permettant d'éviter la fatigue liée au traitement ou une baisse d'efficacité. Cela peut inclure des réévaluations régulières, une optimisation du schéma thérapeutique et des modifications proactives pour résoudre les difficultés émergentes.

2. Adhésion et responsabilisation des patients : l'implication du patient dans la gestion à long terme est essentielle. L'autonomisation des patients

grâce à l'éducation, à la participation et à la prise de décision collaborative augmente leur sentiment d'appartenance et leur adhésion au plan de traitement prescrit. Le succès à long terme dépend souvent de l'engagement du patient à respecter ses médicaments, à modifier son mode de vie et à participer activement à la gestion continue de sa santé.

3. Tests périodiques d'imagerie et de biomarqueurs : dans les maladies chroniques dans lesquelles Zepbound est utilisé, les tests d'imagerie et de biomarqueurs restent des éléments importants du traitement à long terme. Ces évaluations fournissent des références objectives sur l'activité de la maladie, aidant ainsi les médecins à adapter les options de traitement à la dynamique changeante de la maladie sous-jacente.

4. Adaptation aux besoins changeants : Le paysage des maladies chroniques se caractérise par l'imprévisibilité de l'activité de la maladie et la possibilité de développer des manifestations cliniques. La gestion à long terme avec Zepbound implique une approche adaptative qui prend en compte l'évolution des besoins des patients. Cela pourrait inclure des changements dans l'intensité du traitement, l'ajout de nouveaux médicaments ou des ajustements pour gérer les comorbidités croissantes.

5. Prévention des complications : une exposition prolongée à Zepbound nécessite une approche diligente pour éviter les problèmes potentiels. Une surveillance régulière des effets indésirables, un traitement attentif des comorbidités et la mise en œuvre de mesures préventives contribuent tous au bien-être général des patients recevant un traitement Zepbound à long terme. Cette stratégie préventive est conforme aux principes

des soins de santé holistiques et favorise une santé optimale au-delà du traitement de la maladie cible.

6. Intégration des soins de soutien : La gestion à long terme comprend une approche globale des soins aux patients en plus des prescriptions de médicaments. La combinaison de mesures de soins de soutien, telles qu'un soutien nutritionnel, une rééducation physique et des thérapies psychosociales, améliore la qualité de vie globale des patients suivant une thérapie Zepbound prolongée. Cette approche globale reconnaît l'impact multiforme que les maladies chroniques ont sur la vie des patients.

7. La gestion à long terme bénéficie de la recherche et de l'amélioration continues du traitement Zepbound. Les cliniciens et les patients bénéficieront de la recherche continue sur de nouvelles méthodes de

traitement, de cibles thérapeutiques émergentes et de percées qui pourraient aider à affiner et à optimiser les techniques de gestion à long terme.

En résumé, la prise en charge à long terme avec Zepbound est une aventure dynamique et multiforme qui va bien au-delà de la première phase thérapeutique. Cela nécessite une stratégie collaborative et adaptable dans laquelle les médecins et les patients travaillent ensemble pour négocier les problèmes et les opportunités inhérents au cours prolongé de la thérapie Zepbound.

CHAPITRE 6

Éducation du patient

À l'ère de la médecine individualisée, l'éducation du patient est un élément essentiel des soins de santé holistiques. Ce chapitre explore le domaine multiforme de l'éducation des patients dans le contexte du médicament Zepbound, en soulignant l'importance de fournir des informations sur Zepbound, de répondre aux préoccupations des patients et de fournir aux individus un aperçu des changements de mode de vie qui améliorent l'efficacité de cette intervention thérapeutique révolutionnaire.

Fournir aux patients une compréhension complète de Zepbound est essentiel pour créer un partenariat de soins de santé informé et impliqué. Cette section explique les composants essentiels des informations Zepbound, offrant aux patients une feuille de route pour les aider à gérer les complexités de leur parcours de traitement.

1. Mécanisme d'action : L'un des aspects les plus importants de l'éducation des patients est la compréhension du mécanisme de Zepbound. Les patients bénéficient d'une explication simple mais complète du fonctionnement de Zepbound avec des cibles ou des voies moléculaires spécifiques dans leur corps. Des aides visuelles, des diagrammes ou des analogies peuvent être utiles pour communiquer ces concepts de manière compréhensible.

2. Indications et conditions cibles. Une communication transparente sur les circonstances précises pour lesquelles Zepbound est prescrit favorise une

compréhension claire des objectifs thérapeutiques. Les patients doivent être informés de la raison de l'utilisation de Zepbound, qui lie le médicament à la régulation des voies sous-jacentes de la maladie. Cette compréhension permet aux patients de reconnaître l'importance de leur traitement dans le contexte de leur état de santé global.

3. Objectifs et attentes du traitement : Définir clairement les objectifs du traitement et créer des attentes raisonnables sont des éléments essentiels de l'éducation des patients. Les patients doivent être informés des résultats attendus du traitement Zepbound, qu'il s'agisse de la réduction des symptômes, de la stabilité de la maladie ou d'autres objectifs spécifiques. Des attentes réalistes créent la base d'une approche collaborative et éclairée du traitement.

4. Protocoles d'administration : les patients doivent comprendre comment utiliser Zepbound, y compris la posologie, la fréquence et toute instruction d'administration unique. Cela comprend des informations sur les formulations orales, les injectables et d'autres nouvelles techniques d'administration. Des instructions claires et simples, associées à des aides visuelles ou à des démonstrations, améliorent la compréhension et l'observance du patient.

5. Effets secondaires potentiels : Une discussion ouverte sur les effets secondaires potentiels est essentielle pour prendre des décisions éclairées. Les patients doivent être informés de l'éventail des effets indésirables potentiels, de leur probabilité et des mesures à prendre s'ils surviennent. Ces connaissances permettent aux individus de remarquer et de discuter rapidement des conséquences indésirables, favorisant ainsi une approche proactive de leurs soins de santé.

6.   Surveillance   thérapeutique :   Comprendre l'importance d'une surveillance régulière, telle que des analyses de sang, des examens d'imagerie ou d'autres évaluations, est un aspect essentiel de l'éducation des patients. Les patients doivent comprendre comment ces techniques de surveillance contribuent à améliorer l'efficacité du traitement, à détecter rapidement les problèmes potentiels et à personnaliser les soins en fonction des réponses individuelles.

7. Période de traitement et modifications : Connaître la période prévue de thérapie Zepbound et la probabilité de modifications du traitement aide les patients à planifier leur voyage. Comprendre que les plans de traitement sont dynamiques et peuvent changer en fonction de la réponse du patient et de la dynamique de la maladie permet aux patients de s'impliquer activement dans la prise de décision partagée.

8. Interactions avec d'autres médicaments : L'éducation des patients doit inclure les interactions potentielles avec d'autres médicaments. Cela inclut la description de la manière dont Zepbound peut interagir avec des produits pharmaceutiques spécifiques, l'importance de divulguer tous les médicaments aux prestataires de soins de santé et la nécessité d'une surveillance étroite pour garantir une co-administration sûre.

9. Considérations relatives à la grossesse et au mode de vie : Les personnes en âge de procréer devraient discuter des effets de Zepbound sur la grossesse, la planification familiale et les choix de mode de vie. Aborder ces problèmes garantit que les patients peuvent prendre des décisions éclairées qui correspondent à leurs objectifs personnels et familiaux.

Les professionnels de la santé qui fournissent des informations détaillées sur Zepbound permettent aux patients de participer activement à leur parcours de traitement, établissant ainsi un sentiment de travail d'équipe et de responsabilité partagée pour obtenir des résultats de santé optimaux.

Répondre aux préoccupations des patients, telles que l'incertitude, l'inquiétude ou les défis liés à la gestion d'une maladie chronique, nécessite une communication réfléchie et empathique. Cette section traite des techniques permettant de résoudre les préoccupations des patients, de maintenir un lien thérapeutique solide et de permettre aux patients de se sentir soutenus tout au long de leur parcours Zepbound.

1. Écoute active et empathie : L'écoute active et l'empathie sont fondamentales pour traiter les

problèmes des patients. Créer un environnement favorable dans lequel les patients se sentent entendus et compris favorise la confiance et facilite une conversation efficace. Reconnaître la réalité de leurs problèmes encourage une approche collaborative pour résoudre les problèmes.

2. Communication transparente : Lorsque vous traitez des problèmes de patients, il est essentiel de communiquer clairement. Fournir des informations claires et honnêtes sur les connaissances et les inconnues de la thérapie Zepbound contribue à modérer les attentes. Une discussion ouverte crée un environnement dans lequel les patients se sentent libres de partager leurs préoccupations et de demander des éclaircissements.

3. Ressources éducatives : Fournir aux patients des ressources éducatives, telles que des dépliants, des brochures ou du matériel Internet, est un outil efficace pour l'apprentissage autonome. Des outils accessibles permettent aux patients de renforcer leur compréhension de Zepbound, soulageant potentiellement leurs anxiétés grâce à l'auto-éducation.

4. Participer à la prise de décision partagée : Impliquer les patients dans la prise de décision partagée leur permet de s'impliquer activement dans leurs soins. Lorsque les patients comprennent le raisonnement qui sous-tend les décisions de traitement et ont leur mot à dire dans leur parcours de soins de santé, cela augmente leur sentiment d'agir et réduit leurs inquiétudes.

5. Soutien par les pairs et communautés : Connecter les patients à des réseaux ou des communautés de soutien

par les pairs leur permet de partager leurs expériences et leurs idées. Les patients trouvent souvent du réconfort en établissant des liens avec d'autres personnes qui ont été confrontées à des problèmes similaires. L'assistance par les pairs peut être un complément efficace à la communication professionnelle en matière de soins de santé.

6. Discussions individualisées sur les risques et les avantages : Les préoccupations des patients se concentrent souvent sur les risques et les avantages perçus du traitement. S'engager dans des discussions ciblées sur les risques et les avantages, adaptées aux circonstances spécifiques du patient, permet de contextualiser l'influence potentielle de Zepbound sur la santé. Cette approche personnalisée génère un sentiment de bienveillance qui va au-delà de l'information généralisée.

7. Résolution collaborative de problèmes : Lorsque des problèmes spécifiques surviennent, la tenue de séances de résolution collaborative de problèmes peut être avantageuse. Cela implique de travailler ensemble pour développer des solutions pratiques ou des méthodes d'adaptation qui répondent aux problèmes du patient tout en restant cohérentes avec la stratégie de traitement.

8. Enregistrements et suivi réguliers : L'établissement d'un calendrier d'enregistrement et de suivi régulier offre la possibilité de répondre aux préoccupations émergentes. Ces rencontres s'étendent au-delà des aspects professionnels du traitement, permettant aux patients d'exprimer leurs difficultés émotionnelles ou psychologiques tout en bénéficiant d'un soutien continu.

9. Compétence culturelle : La résolution des problèmes des patients nécessite une compréhension et une tolérance à l'égard des variations culturelles. Les professionnels de la santé doivent être ouverts à différents points de vue sur la santé, la maladie et le traitement. Un traitement culturellement compétent améliore la communication et garantit que les problèmes des patients sont abordés avec sensibilité.

Répondre aux préoccupations des patients est un processus dynamique et itératif qui nécessite une communication continue et une modification des exigences changeantes des personnes recevant le traitement Zepbound. Les praticiens de la santé peuvent créer une alliance thérapeutique solide capable de surmonter les obstacles liés à la gestion des maladies chroniques en adoptant une approche centrée sur le patient.

Pour améliorer l'efficacité, la thérapie Zepbound adopte une approche holistique qui inclut des changements de mode de vie qui travaillent ensemble pour améliorer les résultats. Cette section étudie la relation synergique entre les choix de mode de vie et l'efficacité de Zepbound, soulignant l'importance des patients en tant que contributeurs actifs à leur bien-être total.

1. Considérations nutritionnelles et diététiques : La nutrition est essentielle au maintien de la santé globale et peut influencer le succès du traitement Zepbound. Les patients doivent être informés de la nécessité d'avoir une alimentation équilibrée et nutritive. Par exemple, dans les cas où l'inflammation est un facteur majeur, des habitudes alimentaires anti-inflammatoires peuvent compléter l'activité de Zepbound.

2. Activité physique et exercice : Une activité physique constante améliore la santé cardiovasculaire, la force musculaire et le bien-être général. Les patients recevant un traitement par Zepbound doivent être encouragés à faire des exercices adéquats et adaptés à leurs capacités individuelles et à tout problème de santé particulier. L'activité physique peut améliorer l'efficacité globale de Zepbound en améliorant la santé générale et en diminuant les problèmes liés au mode de vie sédentaire.

3. Techniques de gestion du stress : Le stress chronique peut avoir une influence sur la santé mentale et physique. L'intégration de stratégies de gestion du stress dans le régime d'un patient, telles que des activités de pleine conscience, de méditation ou de relaxation, peut contribuer à améliorer le bien-être et aider à atteindre les objectifs généraux de la thérapie Zepbound. Les tactiques de réduction du stress peuvent être

particulièrement utiles dans les situations où le stress aggrave les symptômes.

4. Pratiques d'hygiène du sommeil : Un bon sommeil est essentiel à la fonction immunologique, à la santé cognitive et au bien-être général. Les patients doivent être sensibilisés à la nécessité de pratiquer une excellente hygiène du sommeil. Un sommeil adéquat favorise les processus naturels de guérison du corps et complète les bienfaits thérapeutiques de Zepbound en améliorant la santé globale et la résilience.

5. Arrêt du tabac et consommation de substances : Le tabagisme et certaines substances peuvent être nocifs pour la santé et interférer avec l'efficacité de Zepbound. Les patients qui fument doivent être encouragés dans leurs efforts pour arrêter de fumer, et toute consommation de substances pouvant avoir une

influence négative sur leur santé doit être abordée en collaboration avec les prestataires de soins de santé.

6. Examens de santé réguliers : effectuer des examens de santé réguliers, tels que des contrôles de la tension artérielle, la surveillance du cholestérol et d'autres mesures préventives, contribue à une gestion proactive de la santé. Ces dépistages permettent la détection précoce des facteurs de risque potentiels et des comorbidités, permettant ainsi des interventions appropriées conformes aux objectifs de la thérapie Zepbound.

7. Considérations spécifiques au patient : Les changements de style de vie doivent être adaptés aux demandes et aux circonstances uniques de chaque patient. La prise en compte de l'âge, des comorbidités, de la situation socio-économique et des préférences

culturelles garantit que les recommandations sont raisonnables, réalisables et cohérentes avec l'ensemble du mode de vie du patient.

8. Établissement d'objectifs collaboratifs : Encourager les patients à participer activement à l'établissement d'objectifs les aide à s'engager dans des changements de mode de vie. L'établissement d'objectifs collaboratifs implique de discuter des objectifs réalisables, de suivre les progrès et de célébrer les réalisations. Cette méthode favorise l'action et l'autonomisation, en mettant l'accent sur la position du patient en tant que partenaire dans son parcours de santé.

9. Séminaires et ressources pédagogiques : proposer des séminaires éducatifs ou des ressources sur les changements de mode de vie peut aider les patients à acquérir des connaissances et des capacités pratiques.

Les sujets peuvent inclure des cours de cuisine saine, des routines d'exercices, des approches de gestion du stress ou des ressources éducatives ciblées sur les besoins particuliers des patients Zepbound.

En incluant les changements de mode de vie dans le contexte plus large de la thérapie Zepbound, les professionnels de la santé reconnaissent l'interconnexion du bien-être physique, mental et émotionnel. Cette approche globale est conforme aux idéaux de soins centrés sur le patient, dans lesquels les patients participent activement à l'élaboration de leurs résultats en matière de santé.

CHAPITRE BONUS

FAQ

1. À quoi sert le médicament Zepbound ?

Le médicament Zepbound est utilisé pour [fournir un bref aperçu des principales indications].

2. Comment Zepbound affecte-t-il le corps ?

Zepbound fonctionne en [expliquant le mécanisme d'action en termes simples].

3. Des ajustements de style de vie sont-ils recommandés pendant que vous utilisez Zepbound ?

Oui, certains changements de mode de vie peuvent augmenter le traitement Zepbound. [discuter brièvement des considérations pertinentes liées au mode de vie].

4. Quels sont les effets indésirables les plus répandus de Zepbound ?

les effets indésirables typiques incluent [nommer quelques effets secondaires typiques], mais tout le monde n'y est pas exposé.

5. À quelle fréquence dois-je effectuer une surveillance thérapeutique des médicaments (TDM) avec Zepbound ?

La fréquence du TDM dépend de [décrire les facteurs ayant un impact sur la fréquence du TDM].

6. Puis-je toujours prendre d'autres médicaments pendant que je suis sous Zepbound ?

Il est essentiel de discuter de tous les médicaments avec votre professionnel de la santé afin d'éviter toute interaction.

7. Est-il sécuritaire d'utiliser Zepbound pendant la grossesse ?

Consultez votre professionnel de la santé pour obtenir des conseils sur l'utilisation de Zepbound pendant la grossesse, en tenant compte des variables individuelles.

8. Puis-je boire de la bière tout en utilisant des médicaments Zepbound ?

Il est recommandé de limiter votre consommation d'alcool ; obtenez des conseils personnalisés de votre professionnel de la santé.

9. Combien de temps dure normalement le traitement Zepbound ?

La durée du traitement Zepbound varie en fonction de [décrire les facteurs qui influencent la durée du traitement].

10. Existe-t-il des organisations de soutien pour les personnes utilisant Zepbound ?

Oui, il existe des groupes de soutien et des outils disponibles pour entrer en contact avec des personnes vivant des circonstances similaires.

11. Que dois-je faire si j'oublie une dose de Zepbound ?

Si vous oubliez une dose, suivez les instructions du médicament ou contactez votre médecin.

12. Zepbound convient-il aux patients pédiatriques ?

L'utilisation de Zepbound chez les patients pédiatriques est déterminée par [donner des détails sur l'utilisation pédiatrique].

13. Zepbound est-il adapté aux personnes âgées ?

Zepbound peut être recommandé aux personnes âgées ; cependant, des modifications posologiques peuvent être nécessaires ; consultez votre professionnel de la santé.

14. Dans combien de temps puis-je m'attendre à recevoir les résultats de Zepbound ?

La fenêtre de temps pour des résultats visibles varie ; discutez de vos attentes avec votre médecin.

15. Y a-t-il des restrictions alimentaires pour Zepbound ?

Bien qu'il n'y ait pas de limites spécifiques, une alimentation saine favorise la santé générale pendant le traitement Zepbound.

16. Zepbound peut-il être pris avec des suppléments en vente libre ?

Consultez votre médecin avant de prendre des suppléments pour vérifier la compatibilité avec Zepbound.

17. Quelles précautions puis-je prendre pour atténuer les effets secondaires potentiels ?

Discutez des mesures de gestion proactives avec votre médecin et signalez tout problème dès que possible.

18. Est-il possible de s'auto-administrer Zepbound, ou un professionnel de la santé doit-il être présent ?

Les instructions d'administration varient ; votre médecin vous conseillera sur la meilleure façon de procéder.

19. Zepbound se mélange-t-il avec des plantes médicinales ?

Informez votre professionnel de la santé de tout remède à base de plantes que vous prenez afin qu'il puisse analyser les interactions potentielles avec Zepbound.

20. Est-il sécuritaire de conduire ou d'utiliser des machines en utilisant Zepbound ?

Les réactions individuelles à Zepbound varient ; examinez le vôtre et parlez-en à votre professionnel de la santé.

21. Quelles mesures dois-je prendre si j'ai l'intention de devenir enceinte pendant que j'utilise Zepbound ?

Consultez votre professionnel de la santé au sujet de la planification familiale avant d'utiliser Zepbound.

22. Puis-je voyager en prenant des médicaments Zepbound ?

Les voyages sont généralement réalisables ; planifiez en conséquence et informez votre professionnel de la santé de vos projets de voyage.

23. Zepbound est-il couvert par une assurance ?

La couverture varie ; vérifiez auprès de votre compagnie d'assurance et de votre fournisseur de soins de santé pour plus d'informations.

24. Existe-t-il une alternative au médicament Zepbound ?

Votre professionnel de la santé peut discuter de traitements alternatifs en fonction de vos besoins médicaux individuels.

25. Zepbound peut-il être pris pour des maladies auto-immunes ?

Zepbound est indiqué pour [préciser les indications spécifiques] ; consultez votre professionnel de la santé pour plus d'informations.

26. Comment Zepbound affecte-t-il la fertilité ?

Discutez des problèmes de fertilité avec votre professionnel de la santé pour mieux comprendre les conséquences et les considérations potentielles.

27. Zepbound peut-il être utilisé avec des conditions préexistantes spécifiques ?

Votre médecin déterminera si Zepbound est compatible avec des problèmes préexistants.

28. Que dois-je faire si j'ai une réaction indésirable à Zepbound ?

Recherchez une aide médicale d'urgence et informez votre professionnel de la santé de la réponse.

29. Y a-t-il une certaine heure de la journée pour prendre Zepbound ?

Suivez le schéma posologique prescrit par votre professionnel de la santé.

30. Zepbound peut-il être écrasé ou mis dans les aliments pour une administration facile ?

Suivez les instructions de l'administration ; si vous avez des inquiétudes, consultez votre professionnel de la santé.

31. Existe-t-il des précautions particulières pour les personnes souffrant de maladies du foie ?

Les patients souffrant de troubles hépatiques peuvent nécessiter une surveillance supplémentaire ;

consultez votre professionnel de la santé pour des conseils personnalisés.

32. À quelle fréquence dois-je tester ma fonction hépatique pendant que je prends Zepbound ?*l La fréquence de surveillance dépend de [décrire les facteurs ayant un impact sur la fréquence de surveillance].

33. Zepbound peut-il être pris avec des médicaments anti-inflammatoires ?

La co-administration doit être examinée avec votre professionnel de la santé afin de déterminer toute interaction potentielle.

34. Que dois-je faire si je souffre d'effets indésirables chroniques avec Zepbound ? - Contactez immédiatement votre professionnel de la santé pour un examen complémentaire et tout changement.

35. Zepbound est-il bénéfique dans le traitement de la douleur causée par des conditions spécifiques ?

L'efficacité de Zepbound dans le traitement de la douleur varie ; consultez votre professionnel de la santé pour des conseils personnalisés.

36.Puis-je pratiquer une activité physique intense lorsque je suis sur Zepbound ?

Consultez votre professionnel de la santé pour connaître les niveaux d'activité physique optimaux selon votre état de santé.

37. Quels sont les effets possibles à long terme de Zepbound ?

Les effets à long terme sont influencés par [expliquer les facteurs] ; consultez votre professionnel de la santé pour obtenir des informations personnalisées.

38. Est-il habituel d'éprouver des symptômes pseudo-grippaux pendant le traitement par Zepbound ?

Des symptômes pseudo-grippaux peuvent se développer ; signalez-les à votre professionnel de la santé pour plus d'informations.

39. Zepbound peut-il être pris avec des médicaments immunosuppresseurs ?

La co-administration doit être examinée avec votre professionnel de la santé afin de déterminer toute interaction potentielle.

40. Existe-t-il des préoccupations particulières pour les personnes ayant des antécédents d'infections ?

Les patients ayant des antécédents d'infections peuvent nécessiter une surveillance particulière ; consultez votre médecin pour des conseils personnalisés.

41. Zepbound peut-il être utilisé comme mesure préventive pour des conditions spécifiques ?

Zepbound est principalement destiné à [nommer des raisons spécifiques] ; consultez votre médecin pour des mesures préventives.

42. Puis-je donner du sang tout en prenant des médicaments Zepbound ?

Les directives en matière de don de sang peuvent varier ; consultez votre médecin traitant et le centre de don du sang.

43. Comment Zepbound affecte-t-il le système immunitaire ?

La méthode de Zepbound implique [décrire l'influence sur le système immunitaire] ; pour plus d'informations, consultez votre médecin.

44. Zepbound peut-il être pris pendant une chimiothérapie ou une radiothérapie ?

La co-administration doit être examinée avec votre oncologue ou professionnel de la santé pour recevoir des instructions personnalisées.

45. Zepbound peut-il être pris avec un estomac vide ?

Suivez les directives d'administration de votre professionnel de la santé concernant la prise alimentaire.

46. Zepbound est-il approprié pour les personnes ayant déjà eu des réactions allergiques à des médicaments ?

Consultez votre professionnel de la santé au sujet de vos antécédents médicaux pour déterminer si Zepbound vous convient.

47. Comment puis-je obtenir une aide financière pour les médicaments Zepbound ?

Découvrez les programmes d'aide et demandez conseil à votre professionnel de la santé pour savoir comment obtenir une aide financière.

48. Zepbound peut-il être utilisé avec des tisanes spécifiques ?

Informez votre professionnel de la santé de votre consommation de tisane afin qu'il puisse évaluer toute interaction potentielle avec Zepbound.

49. Comment puis-je signaler toute préoccupation ou réaction indésirable à Zepbound ?

Contactez immédiatement votre professionnel de la santé si vous avez des inquiétudes et suivez ses instructions sur la façon de signaler les effets indésirables.

50. Est-il important de continuer à utiliser Zepbound même si les symptômes s'améliorent ?

Avant d'ajuster ou d'arrêter le traitement Zepbound, consultez votre professionnel de la santé.